NOTICE HISTORIQUE

SUR LA

FONTAINE DE LA HERSE,

Située dans la Forêt de Bellême (Orne),

SUR LES PROPRIÉTÉS MÉDICALES DE SES EAUX EMPLOYÉES A LA
GUÉRISON DES AFFECTIONS NERVEUSES, DES ALTÉRATIONS
CHRONIQUES DES ORGANES DIGESTIFS, DE LA GÉNÉRATION
ET AUTRES MALADIES,

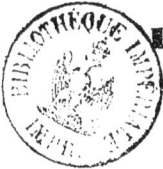

Par le Docteur Jousset,

MÉDECIN DE L'HOPITAL DE BELLÈME, ETC.

—→·╌╍╌╌╌←—

MAMERS,

IMPRIMERIE DE JULES FLEURY

———

M DCCC LIII.

L'eau seule, comme condition de la vitalité des êtres organisés, est d'une telle nécessité que les anciens n'ont pas hésité à en faire un élément. Chargée dans des proportions diverses de certains principes minéralisateurs, qu'elle enlève aux terrains par le travers desquels elle s'infiltre, elle a été reconnue convenir à plusieurs séries des infirmités humaines. De nouveau entreprendre ici de prouver l'utilité des eaux minérales serait une grande superfluité, cette utilité étant le résultat authentique d'expériences ten-

tées en tous les temps, en tous les pays. Les anciens
moins instruits que nous dans les sciences proprement
dites, moins avancés dans la connaissance intime de
la nature, basant leur appréciation des choses sur l'in-
vestigation patiente de leurs remarques, faisaient grand
cas et bon emploi des eaux minérales. Dans la Grèce
civilisée les fontaines étaient sous la protection de
quelque divinité. Les romains établirent au bord des
sources minérales des monuments dignes de leur gran-
deur; à tous leurs actes était appliqué le sceau du gé-
nie. Nos érudits archéologues retrouvent encore avec
admiration les débris gigantesques de leurs palais dont
la configuration indique suffisamment l'usage. L'Orient,
malgré les vicissitudes de ses gouvernements et la dé-
faillance de la civilisation, a conservé l'usage des eaux
de la Rome byzantine par imitation, par la nécessité
de son climat. Notre époque, en Occident, entre de
plus en plus dans ce luxe et ce besoin des eaux qui
sont appréciées, recherchées à leur valeur. La moindre
source a maintenant ses habitués, ses courtisans. La
multiplicité des thermes ne saurait être trop grande,
et il serait avantageux que chaque pays eut le sien.
Malheureusement la nature ne s'est pas faite prodigue

suivant nos désirs, et cette précieuse ressource n'est pas toujours au niveau de nos besoins. Quand elle existe cependant, elle ne doit pas rester inconnue; et, si elle a été bien établie par des années d'épreuves, par des succès constatés, le devoir n'existe-t-il pas d'éclairer la population sur l'avantage qu'elle a, sans le savoir, sous la main, afin qu'elle soit à même de se l'appliquer quand les services ordinaires de la pharmacie font défaut à ses infirmités, et qu'il est nécessaire d'entrer dans un autre ordre de moyens. C'est ce qui va être tenté dans cette notice sur les eaux de la fontaine de la Herse, bien connue du public par sa position, mais mal appréciée au point de vue de son utilité. Aujourd'hui, que les nouvelles et plus exactes appréciations de la chimie moderne nous ont révélé la composition intime des eaux de la Herse, et que la connaissance de ce moyen curatif ne laisse rien à désirer, il est important qu'il ne reste pas stérile. Cette notice, écrite sans système préconçu, enregistrera le bien et le mal, l'utile et l'inutile, expliquera le genre des maladies qui trouvent à la Herse un secours assuré. La classe des maladies qui ne doit y trouver au contraire aucun profit, ne sera pas dissimulée. Il faut, ici la vérité et non la déception. Toute promesse doit être faite à bon escient ; rien n'est pire qu'un engagement fallacieux pour ôter toute confiance même quand cette confiance a son bon droit d'un autre côté.

Nous dirons de la Herse son histoire, les qualités physiques de ses eaux, sa composition chimique, à quelles maladies elles peuvent s'appliquer dans l'ordre indiqué.

La fontaine de la Herse, où se trouvent les deux sources qui nous occupent, est située dans la forêt de Bellême, presque sur le bord à gauche de la route qui va de cette dernière ville à Mortagne, et à courte distance de l'habitation du garde général de la forêt. Le lieu est accidenté et pittoresque. Appartenant à l'ancienne province du Perche, il en a les avantages et les inconvénients. Le froid et l'humidité du pays ne rendent la localité accessible pour des malades et des convalescents que pendant les mois les plus chauds de l'année : juin, juillet, août. Déjà en septembre, le brouillard, la fraîcheur précoce du matin, les incertitudes du temps, rendent les eaux de la Herse d'une efficacité moins certaine.

Lá topographie des environs a sa valeur; l'horizon se développe dans une grande étendue, avec ses accidents merveilleux, qui, bien éclairés par le soleil et vus par un temps pur, constituent un tableau charmant. L'œil habile qui sait plonger dans le massif de la forêt y découvre une suite infinie de sites enchanteurs, de paysages ravissants. Le dessinateur trouverait des modèles innombrables pour son crayon.

Les deux sources jumelles sortent de terre à distance rapprochée. Elles sont comprises dans deux bassins formés par des assises de grès. Sur l'une, la plus grande, on lit le mot d'éthymologie grecque en caractères latins : *Aphrodisium*, consacré à Vénus, la vraie déesse de ces lieux, mot qui trouvera plus tard sa juste application. Sur l'autre fontaine, on lit, *Diis inferis Veneri, Marti et Mercurio sacrum*. Ainsi : double consécration à Vénus. La signification du reste de l'inscription est très-obscure et pourrait donner matière à des commentaires interminables que nous laissons aux érudits. Ces pierres et inscriptions paraissent romaines. Ce peuple géant occupa le Perche en effet; avec son empressement accoutumé à découvrir les sources utiles; et à fonder des thermes partout où il en trouvait la nécessité, il établit son domicile ici et y a laissé ces débris, qui attestent les goûts et les besoins de ces conquérants. Pendant les siécles de barbarie qui suivirent la possession romaine, la fontaine est oubliée. Elle n'est retrouvée qu'au commencement du dix-septième siècle. Ainsi, René Courtois la visita en 1607, au moment où les inscriptions venaient d'être découvertes. Un des médecins de Louis XIV, Duclos, parle des eaux minérales de la Herse, et les désigne comme salutaires. La double inscription frappe l'attention de Baudelot en 1717; il présente à l'Académie des Inscriptions un mémoire sur sa signification, cherchant à prouver que Vénus, Mars, Mercure pourraient bien être des dieux infernaux. En 1787, Desnos, en rappelant le mémoire de Baudelot, nous fait connaître l'existence d'un temple dédié à Mars à environ sept kilomètres des sources. Ce temple, dont aucun ne peut dire le lieu et montrer de débris, est resté dans le souvenir des vieillards du pays. C'est à Geoffroy, grand maître des eaux et forêts de la généralité d'Alençon, qu'on doit, en 1770, le nettoyage et la restauration des bassins. Cette réparation avait été entreprise à cause de l'estime qu'il avait pour ces eaux,

propres selon lui à guérir beaucoup de maladies, et
les équivalentes des eaux de Forges et Pougues. C'est
probablement de Geoffroy que date l'arrangement actuel auquel l'administration de nos jours n'a rien
changé, pas même pour faire l'entretien nécessaire.
M. Patissier, dans une dissertation sur les eaux minérales de France, en 1828, cite les eaux de la Herse,
mais comme d'une composition inconnue. C'était en
effet le temps du plus grand discrédit de ces eaux.
MM. Briand de Veuzé et R. Hugo en rappellent l'existence. Dans ses chroniques percheronnes éditées en
1838, l'abbé Fret n'oublie pas les eaux de la Herse.
M. Léon de la Sicotière, dans une publication, l'*Orne
pittoresque,* fait mention des travaux historiques de ses
prédécesseurs.

La plus simple inspection des caractères physiques
des eaux de la Herse avait dû faire soupçonner leur
nature et conséquemment leurs propriétés médicinales.
En effet, on est de suite frappé de certains signes.
L'eau est d'une limpidité parfaite; et cependant tour-
noie incessamment à sa surface une pellicule irisée
que les gens du pays appellent crème, en lui attribuant

de grandes vertus. Et leur simple aperçu n'est pas sans
fondement, puisque cette pellicule, composée d'un
sel de fer que laisse en évidence le dégagement d'a-
cide carbonique, est la partie la plus médicamenteuse
de l'eau. La saveur est celle de l'encre très-affaiblie,
saveur propre à toutes les eaux ferrugineuses. La température est froide comme celle des eaux analogues,
et ne paraît pas varier de 8, 5 à 10 degrés par des
températures extérieures de zéro à 20 degrés. L'eau
gardée en vase clos, perdant son gaz comme les eaux
ferrées, se recouvre de cette pellicule irisée très-mince
dont nous avons parlé déjà. Une grande quantité de
conferves tapissent l'intérieur des bassins.

Après être entrée dans un canal souterrain de
quelques pas, l'eau se déverse et se perd dans
un ravin voisin en suivant un ruisseau, où bientôt
elle se mêle avec d'autres eaux de la forêt, pour se
rendre dans la rivière d'Huisne. Jusqu'à son mélange
avec des eaux étrangères, l'eau de la Herse laisse
dans les bassins et dans le canal qu'elle suit un dépôt
très-abondant, jaune ocracé, formé par les sels qui, à
la longue, se sont déposés en couche épaisse.

Le seul aménagement qui existe à la Herse est un

cirque fait par l'abattis des arbres de la forêt, au milieu
duquel se trouve creusé, à environ un mètre de pro-
fondeur, un autre espace circulaire au centre duquel
sont les deux sources, resserrées dans leurs assises de
grès. Quatre allées droites permettent l'abord facile
de ces lieux pleins de charme dans leur ensemble.

Il y faudrait quelques bancs de pierre pour le repos
des promeneurs. Ce simple secours manque, tant a
été complet l'abandon de l'administration forestière
moderne. Quatre escaliers de quelques marches
établissent la communication entre la première enceinte et la seconde. Dans un temps, des spirées,
des rosiers ornaient ces lieux remplis de mystères. Les
arbres portent les empreintes de bien des souvenirs
affectueux. En 1810 et les années suivantes, on dan-
sait le dimanche dans ces allées, dont l'écho ne ré-
pète plus que le chant des oiseaux. Un emplacement
voisin, disposé en remblai, peut recevoir de nombreux convives.

L'analyse chimique ne fut pas tentée autrefois. Nos
aïeux n'avaient pas ce genre de ressource, fruit de la
science moderne. Ils appréciaient les qualités des eaux

par le profit qu'ils en tiraient, et n'allaient pas plus
loin. C'est à cette expérimentation patiente que la
Herse doit sa vieille réputation. Quoique l'observation
clinique soit le meilleur guide pour juger des effets
d'un médicament, quoique plusieurs sources minérales jouissent d'une efficacité incontestable, qui n'est
pas concordante avec leur composition connue jusqu'a-
lors, on doit convenir néanmoins que l'analyse chimique, en signalant les principes les plus importants
des eaux, fait pressentir les propriétés générales de
celles-ci, et peut mettre sur la voie de découvertes
thérapeutiques nouvelles. La composition intime de
l'eau de la Herse n'a été connue que de nos jours.
L'analyse tentée au commencement du siècle actuel
n'avait donné qu'un résultat décourageant. Faite avec
des réactifs insuffisants ou par une main inexpérimen-
tée, elle avait jeté un discrédit complet sur cette eau,
qui alors avait été abandonnée. A quoi bon en effet
se déranger pour boire de l'eau claire? Reprise en
1840 par M. Desnos, pharmacien à Alençon, celui-ci
y découvrit du fer, une matière bitumineuse et quelques sels neutres en faible proportion. Ce travail, évidemment, était encore incomplet, car la simple ins-

pection disait que l'eau contenait plus et mieux. Il était réservé à M. Charraut, préparateur de physique au lycée Napoléon, d'entrer plus avant dans la voie de ses prédécesseurs, et c'est à lui que nous devons enfin une connaissance exacte des eaux. Entreprise avec les ressources qu'offre aujourd'hui le riche matériel des établissements publics de Paris, cette analyse a été présentée à l'Académie impériale de médecine par le professeur, M. H. Gaultier de Claubry, rapporteur, et a reçu l'approbation de ce corps savant.

L'eau de la première source, dans le plus grand bassin, contient des gaz carbonique, azote et oxygène.

Par l'ébullition, elle dépose des carbonates de chaux et de fer.

Elle contient des chlorures de calcium, sodium, magnésium, des sulfates des mêmes bases, de l'acide silicique, des carbonates de chaux, de magnésie, de fer; des traces d'iodure de potassium et de matières organiques, et, en plus, des traces d'arsenic.

L'eau de la seconde source ne s'éloigne pas de cette composition.

Le dépôt formé par les eaux et que nous voyons

si abondant dans les deux bassins et dans le ruisseau d'évidement, est composé de carbonates de chaux, de magnésie, et de sesquioxide de fer. C'est à la présence de ce dernier sel qu'est due la couleur jaune ocracé du dépôt. La proportion considérable de silice qu'il renferme proviendrait peut-être, suivant M. Charraut, du terrain siliceux; mais toutes les boues analysées en renferment des proportions plus ou moins grandes, et quelquefois très-abondamment.

Le terrain de cette portion de la forêt est composé de carbonate calcaire et de beaucoup de cailloux. La terre gisant sous la couche végétale est, en beaucoup d'endroits, légèrement jaune ocracée, couleur qui provient du sel de fer que l'on retrouve dans la fontaine.

L'eau de la Herse, comme on voit, ne s'éloigne pas sensiblement des eaux ferrugineuses le plus en faveur, celles de Passy, de Forges, de Pougues contenant aussi des sels de même base.

Remarquons la présence de l'iode dans nos eaux, en petite quantité sans doute. On sait tout le parti que retire maintenant la thérapeutique de cette inappréciable substance.

Quant à l'arsenic, les recherches modernes l'ont fait

découvrir dans presque toutes les eaux minérales.
Dans les mines, il est généralement associé au fer.
Poison actif à faible dose, il est, à dose médicinale,
un remède de grande utilité dans plusieurs affections.

Deux choses sont à distinguer dans les eaux minérales prises à leurs sources. Elles agissent comme
moyen d'hygiène; ce mode d'action est commun à
toutes, et seconde puissamment leurs propriétés médicales. Elles agissent en vertu de leurs principes constituants qui impriment à l'organisme des changements
plus ou moins prononcés. L'examen clinique des eaux
de la Herse a prouvé qu'elles opèrent une modification,
une *altération,* suivant l'expression consacrée, qui agit
intérieurement avec plus ou moins d'activité, suivant
les cas. L'action de l'eau est donc de solliciter les organes à des actions, à des secrétions, à des excrétions
plus abondantes; et, dans certains cas, de ramener à
l'état normal ce qu'il y a d'exagéré dans l'un ou l'autre
sens. Mais, pour être salutaire, la modification a besoin
d'être maintenue dans de justes limites : si elle est
lente, modérée, elle soulage, guérit des maladies an-

ciennes; trop forte, elle les exaspère et ranime des inflammations sourdes ou masquées.

Les eaux de la Herse n'ont jusqu'ici été employées qu'en boisson, l'aménagement actuel ne permettant pas de les employer ni en bains ni en douches. Portées en boisson dans les premières voies stomacale et intestinale, elles agissent sur ces deux membranes, où elles sont absorbées, entraînées jusque dans les ramifications les plus déliées du système vasculaire; elles pénètrent l'économie en tout sens, et établissent dans les organes malades un travail intestin plus ou moins prompt à s'accomplir. Sous leur influence, les forces se relèvent; la circulation, auparavant languissante, reprend de l'activité; la chaleur est rappelée dans les parties qu'elle avait abandonnées; tout le corps est animé d'un mouvement nouveau, d'un remontement général, selon l'expression de Bordeu, en vertu des principes qui font partie de la composition de l'eau, et selon l'état particulier et actuel de l'individu qui en fait usage; la quantité qu'il en prend, la manière dont elles sont administrées et les différentes circonstances qui ont précédé ou qui accompagnent leur emploi. Et 'ne des preuves les plus irrécusables de l'effet de

ces eaux, c'est que l'usage, quoique répété plusieurs semaines, au lieu d'affaiblir les malades, comme le ferait l'usage de l'eau commune, les fortifie et com-
munique une nouvelle énergie à toutes les fonctions,
ce qui dépend évidemment de la combinaison des
éléments constituants des eaux.

L'excitation ou modification minérale, comme on
voudra l'appeler, produite après un certain temps,
est un fait pratique de haute importance : c'est sans
doute pour avoir remarqué cette propriété, que les
médecins anciens ont fixé les *saisons*, c'est-à-dire l'espace de temps pendant lequel on doit prendre les
eaux. Cette durée de la cure est ordinairement de
vingt à trente jours. Quoique beaucoup de maladies
chroniques ne puissent pas se dissiper en un si court
espace de temps, il n'est pas moins vrai que si l'eau
minérale n'a pas produit l'effet qu'on désire, il faut en
général cesser de la prendre, parce que sa continua-
tion sera plus nuisible qu'utile; de même si, après
cette époque, les malades se trouvent guéris ou soulagés, ils doivent suspendre le traitement, pour ne
pas déranger le bien qu'ils ont obtenu. Comme l'eau
de la Herse n'est pas d'une activité compromettante,

on peut, après le repos d'une quinzaine de jours, y recourir de nouveau.

Encore que le pouvoir de stimulation explique beaucoup d'effets curatifs produits par l'eau minérale; bien que ce mode d'action soit le plus évident, le plus facile à constater, on serait dans l'erreur si l'on pensait que cette manière d'agir fut l'unique. Est-ce en effet à l'excitation seule qu'on peut attribuer l'efficacité des eaux du Mont-d'Or, de Bonnes, de Cauterets dans les maladies chroniques? S'il en était ainsi, toutes les eaux devraient être aptes à la guérison de ces affections, puisque toutes sont stimulantes. Si les eaux minérales n'agissaient que comme un instrument d'excitation, on ne voit nullement pourquoi on ne pourrait pas leur substituer tant d'autres excitants, qui cependant sont si éloignés de les valoir et de remplir les mêmes indications pour le traitement d'un grand nombre de maladies chroniques. Il est certain que, outre leur mode excitant, les eaux, suivant leur diversité de nature, portent spécialement leur impression sur tel ou tel système organique; aussi les eaux sulfureuses ont une action spéciale dans les maladies de la peau; les eaux de Vichy, dans les engorgements abdominaux ; les eaux du Montdore, de Bonnes, dans les maladies chroniques de la poitrine, etc. Il n'est pas douteux que, portées dans le torrent circulatoire, les eaux ont la propriété de changer la constitution des solides et des fluides, de donner de la consistance ou de la fluidité aux humeurs ; c'est pour cette raison que plusieurs auteurs de thérapeutique classent les eaux minérales parmi les médicaments altérants. Sans être partisans exclusifs de la médecine humorale, nous ne pouvons nous empêcher d'admettre les faits que fournit une saine observation.

En général, l'eau minérale agit en stimulant nos organes, en modifiant nos humeurs et en exerçant une spécificité d'action sur tel ou tel appareil organique. Ces trois modes d'action peuvent avoir lieu simultanément. Ceci étant apprécié, il est facile de prévoir qu'elle ne convient pas dans les maladies aiguës, dont elle augmente l'éréthisme en activant la circulation ; elles sont au contraire d'un grand secours dans les affections chroniques qui sont aggravées par une méthode antiphlogistique. Les bons effets du traitement sont alors d'autant plus durables qu'on les a obtenus graduellement ; qu'ils sont chroniques, comme les maladies. Sous l'influence de l'eau minérale, la solution des maladies chroniques s'opère par des efforts critiques, qui se manifestent par les selles, les sueurs, les urines ou l'apparition d'éruptions à la peau. A la Herse, au contraire, la cure s'effectue sans crise appréciable ; le malade n'éprouve aucun mouvement insolite ; seulement, il va mieux ; il fait chaque jour un pas vers la guérison, sans que le médecin puisse rendre compte de l'efficacité de l'eau, par une révolution perturbatrice considérable.

Toutefois, il ne faut pas croire que l'eau minérale réussisse dans toutes les maladies chroniques; elles sont nuisibles ou inutiles dans les lésions du cerveau, l'épilepsie, l'apoplexie; dans les anévrismes du cœur ou des gros vaisseaux, dans la désorganisation des viscères, dans les dégénérescences squirrheuses ou cancéreuses, etc. L'eau minérale, dans tous ces cas, en activant la circulation, produit une animation qui est en faveur de l'accroissement de quelques unes de ces maladies.

Si les témoignages de l'antiquité, si l'expérience des siècles n'attestaient point la puissance curative des eaux minérales naturelles, la faveur dont elles jouis-

sent aujourd'hui, et qui est toujours croissante, suffi-
rait pour démontrer aux esprits les plus sceptiques
que, prises à leurs sources, elles sont sans contredit
de tous les secours de la médecine, le mieux en état
d'opérer, pour le physique et le moral, toutes les ré-
volutions nécessaires et possibles dans les maladies
chroniques. Tout y concourt, ajoute Bordeu : « le
« voyage, l'espoir de la réussite, la diversité de nour-
« riture, l'air surtout qu'on respire, et qui baigne et
« pénètre le corps, le changement des sensations ha-
« bituelles. »

Sans nier les immenses avantages de ces influences
hygiéniques, qui sont, sans aucun doute, un puissant
auxiliaire à la cure minérale, il est incontestable cependant que, dans la majorité des cas, le bien que
détermine l'eau est dû principalement à son action
médicale, puisque beaucoup d'eaux transportées même
à de grandes distances, impriment encore à l'organi-
sation malade des modifications si avantageuses qu'elles
décident la guérison d'affections anciennes qui avaient
résisté aux traitements les plus rationnels.

Il paraît fort remarquable que des eaux, dans lesquelles l'analyse chimique n'a constaté l'existence

d'aucun principe très-actif, aient cependant produit des cures dont la réalité est attestée par des médecins très-éclairés et très-dignes de foi.

Nous passerons succinctement en revue les maladies pour lesquelles on doit se servir de l'eau de la Herse, celles qui n'en retirent aucun avantage, celles pour lesquelles elles doivent être proscrites.

MALADIES DE LA TÊTE.

Les eaux minérales sont rarement utiles dans les affections chroniques qui ont le cerveau pour siége ; il ne serait pas impossible qu'elles rendissent quelque service dans les vieilles paralysies. Dans le doute, nous les avons écartées pour ne pas compromettre une réputation qu'il fallait établir, et que des insuccès auraient si facilement ruinée.

Dans les paralysies consécutives à une lésion de la moëlle épinière, paralysies qui font le désespoir des médecins, il ne serait pas aussi impossible d'arriver à quelque succès au moyen du traitement par douches, en usant des procédés familiers à l'hydrothérapie. Ce serait à tenter avec une certaine somme de probabili-

tés de succès. En général, nous excluons les malades
frappés de :

    Hémiplégies cérébrales.

    Paraplégies,

    Myélites.

M. Faye a vanté beaucoup les eaux froides ferrugineuses de la fontaine de Jonas en lotions et surtout en
douches dans la paralysie incomplète du nerf optique.
Il administre cette douche à l'aide d'un entonnoir fixé
plus ou moins haut dans une planche percée pour le
recevoir, entonnoir dont le petit orifice est rempli
d'une éponge qui, imbibée d'eau de Jonas placée au-
dessus d'elle, la laisse tomber goutte à goutte pendant
cinq à vingt minutes sur le milieu de chaque œil
dont les paupières sont fermées, ce qui cause une lé-
gère commotion et force la pupille à se contracter.
Sur 250 malades atteints d'amaurose incomplète,
44 guérisons ont été obtenues; 159 ont été soulagés;
47 ont subi la douche sans succès.

Rien n'empêche que le même traitement soit répété
à la Herse avec la même chance de succès dans une
maladie généralement trop au-dessus des ressources
de l'art.

Des douches d'eau dirigées sur la tête, au moyen
d'une seringue, ou tout autre procédé, réussiront souvent dans les névralgies de la tête, le tic douloureux,
le rhumatisme fixé dans le cuir chevelu, pourvu que
dans ce dernier cas on fasse succéder une douche
chaude à une douche froide.

NÉVROSES.

Personne n'ignore combien les affections nerveuses,
telles que l'hypocondrie, l'hystérie, la catalepsie, la
chorée, la migraine, les névroses gastro-intesti-
nales, etc., sont rebelles aux agents pharmaceutiques;
les eaux minérales sont souvent le seul moyen efficace,
la seule consolation qui reste dans ces maladies; elles
réunissent les conditions favorables pour le rétablissement de ces infirmités, savoir : le changement d'air,
d'habitudes, de manière de vivre. La vertu calmante
de l'eau est de bonne heure bien appréciée par la
grande majorité des femmes chez lesquelles se développe de préférence, comme on sait, une foule de
maladies sous l'influence du système nerveux. Il ne
faut pas oublier dans le traitement des névroses,

qu'elles sont souvent le produit d'une cause qui doit être recherchée pour y obvier : la suppression ou l'irrégularité des menstrues, des hémorrhagies, la répercussion d'une sueur habituelle, d'une dartre, etc.

Quand les maladies nerveuses ont duré quelque temps, elles sont presque toujours accompagnées d'hypochondrie, d'embarras des viscères du bas-ventre; les eaux de la Herse trouveront ici leur emploi. Ainsi obtiendront la curation en se servant de l'eau en boisson, les personnes atteintes de :

Tremblement nerveux,

De névropathie,

De danse de saint Guy,

De névralgies générales.

L'eau en application, en douches, guérira :

La névralgie sciatique,

L'hémicranie,

La névralgie trifaciale,

Le tic douloureux.

Quant aux hypochondriaques, on sait l'incohérence de leurs résolutions; ils se découragent vîte; après quelques jours, il leur faut un remède nouveau, une impression autre; il est fort difficile d'obtenir d'eux

la vertu de persévérance, sans laquelle on n'arrive
à rien en toutes entreprises.

MALADIES CHRONIQUES DE LA POITRINE.

De suite il sera apprécié que les eaux de la Herse
ne peuvent convenir à la série des malades atteints
de catarrhe pulmonaire, pneumonie, pleurésie, hé-
moptysie passive, pléthore pulmonaire, laryngite,
asthme humide. Cependant, une fois nous avons été
témoin d'une amélioration momentanée qui a vive-
ment frappé notre attention. Un pauvre phthisique
qui languissait à l'hôpital fut envoyé à la Herse dans
un simple but de distraction. Après un mois, il recou-
vra assez de bonne mine, de santé, de force pour re-
prendre son métier de sabotier, qu'il exerça jusqu'au
retour de la saison froide, où la maladie se reprodui-
sit avec activité, et eut une terminaison funeste et
rapide. Je ne doute pas que les eaux de la Herse ne
puissent convenir à ceux qui portent la phthisie en
germe, ayant dans la poitrine des tubercules dissémi-
nés sous l'influence de leur constitution lymphatique
ou scrofuleuse. La tonicité, la force que développe en

eux l'eau ferrugineuse prise plusieurs étés de suite, la réforme considérable qui s'opère dans leur tempérament doivent corriger et annihiler la tuberculisation qui sans cela suivrait sa marche fatale. Mais si le crachement de sang est déjà arrivé, s'il y a fièvre, émaciation, diarrhée, l'eau de la Herse devient alors inutile, et le médecin ne doit pas hasarder la réputation de l'eau par une tentative jugée à l'avance inutile. Cependant des malades encore affaiblis par des maladies de poitrine d'un hiver si long dans notre pays, trouveraient dans l'emploi de l'eau de la Herse une ressource précieuse et certainement assurée.

Les lésions organiques de l'appareil circulatoire n'obtiendront aucun bien des eaux de la Herse. Le général Foy, soumis à l'usage des eaux stimulantes des Pyrénées, vit s'exaspérer la maladie de cœur qui l'enleva à la France et à ses nombreux admirateurs. Mais les palpitations qui accompagnent presque constamment la chlorose sont dissipées par l'emploi de nos eaux minérales. Celles qui sont le résultat de la rétrocession rhumatismale sur le cœur, cèdent quelquefois aux douches, mais ce traitement exige beaucoup de prudence et de discernement.

MALADIES CHRONIQUES DE L'ABDOMEN.

C'est dans cet ordre de maladies qu'on voit les eaux de la Herse jouir d'une meilleure efficacité. Rien n'est plus commun que de rencontrer ce que les patients appellent encore leurs gastrites, des gastralgies, des dyspepsies, des flatulences, des pyrosis, coliques, diarrhées, etc. Ces lésions sont déterminées par différentes causes. Si elles sont dues à une dégénérescence squirrheuse ou cancéreuse des organes digestifs, tout traitement minéral est nuisible. Si elles succèdent à une phlegmasie, ou si elles sont le résultat d'un état nerveux, les eaux ont l'avantage de modifier la membrane muqueuse de l'estomac et des intestins sans l'irriter. S'il y a atonie des voies digestives, le fer contenu dans l'eau donnera la vigueur absente. Lorsque les lésions des organes de la digestion sont négligées ou aggravées par un mauvais traitement, il survient ce qu'on appelle vulgairement des obstructions, des engorgements des viscères du bas-ventre, maladies qui se développent aussi sous l'exposition des miasmes marécageux et l'entretien des fièvres intermittentes opiniâtres. L'eau de la Herse peut résoudre ces engorgements quand ils ne sont pas trop anciens, qu'ils sont passifs, qu'ils sont occasionnés par une congestion veineuse, ou une simple hypertrophie du foie ou de la rate, sans autre altération de tissu, car elle est impuissante si le viscère est affecté de dégénérescence tuberculeuse, cancéreuse ou fibreuse. Les eaux ferrugineuses de Spa, de Pougues, de Passy et autres conviennent dans les circonstances les premières énoncées ; l'observation médicale a prouvé leur bon effet ; et l'eau de la Herse, qui a la même analogie de composition, ne peut différer, quant à l'effet curatif, de ces eaux, qui jouissent d'une réputation méritée. Chez les individus nerveux, chez ceux dont l'irritation des viscères n'est pas complètement détruite, l'eau de la Herse a son utilité. Si les eaux martiales de Bourbonne, de Balarue réussissent dans les engorgements du foie et de la rate consécutifs aux fièvres intermittentes, et contre ces mêmes fièvres quand elles ont résisté au quinquina, rien n'empêche qu'on donne aux eaux de la Herse la même destination. Les habitants de l'endroit, quoique exposés aux effluves d'un marais, qui couvre tout le bas-fond du voisinage, ne sont jamais atteints de la fièvre intermittente.

Les gardes forestiers attachent de l'importance à se servir de l'eau de la fontaine pour la confection de leurs aliments. C'est à son bon effet qu'ils doivent l'immunité des fièvres paludéennes. L'honorable docteur Patissier, dans un excellent écrit sur les propriétés des eaux minérales de France, nous apprend que sur 22 malades atteints d'engorgements abdominaux, venus à Bourbonne en 1836, 6 ont été guéris, 15 soulagés, 1 traité sans succès. M. Therrin cite l'observation d'un officier qui a été guéri par le seul usage des eaux de Bourbonne d'une fièvre quarte rebelle à tous les fébrifuges. En 1750, un chirurgien militaire de Bourbonne, Guvet, a publié plusieurs observations qui tendent à prouver que les eaux minérales de cette localité guérissent mieux que le quinquina les fièvres intermittentes quartes. Deux fièvres d'accès traitées à Balarue en 1837 ont été guéries. A Cransac, dont les eaux sont également ferrugineuses, sur 17 hépatites chroniques 8 ont été guéries, 6 soulagées, 3 traitées sans succès. Sur 52 fièvres intermittentes, 31 ont été guéries, douze soulagées, neuf traitées sans résultat salutaire.

Lorsque l'engorgement viscéral sera de nature scrofuleuse, l'eau ferrugineuse de la Herse aura un succès que la raison indique par avance.

Nous n'apprécions pas comment les eaux de la Herse pourraient être profitables dans les maladies chroniques des voies urinaires; ce serait une expérience à faire sur quelques unes d'elles. Il ne nous a pas été donné de faire aucune tentative à ce sujet.

MALADIES CHRONIQUES DES ORGANES GÉNITAUX.

Beaucoup de sources minérales ont été préconisées contre la stérilité; elles n'agissent pas alors par une propriété spécifique, mais en détruisant une infirmité. Ainsi, lorsque celle-ci peut être attribuée à une constitution faible, à des flueurs blanches trop abondantes, à un défaut d'excitabilité de la matrice, les eaux sulfureuses, ferrugineuses, les bains de mer, en fortifiant la santé, peuvent rendre les femmes aptes à devenir fécondes. Si la stérilité est due à un état nerveux, à un excès de sensibilité générale ou locale, les eaux de la Herse sont encore un bon secours. C'est au séjour de Louis XIII et Anne d'Autriche aux eaux ferrugineuses de Forges (Seine-Inférieure), les analogues de celles de la Herse, que les historiens attribuent la disparition de la stérilité de cette reine, qui devint enceinte de Louis XIV; et ce fut à l'occasion de cette fécondité que, pour remercier Dieu, elle entreprit la construction d'un temple magnifique qui fut le Val-de-Grâce, et dont le dôme, peint par Mignard, est le morceau à fresque le plus vaste qui existe en Europe.

Catherine de Médicis, femme de Henri II, avait dû sa fécondité aux eaux de Bourbon-Lancy. Son médecin, Fernel, lui ayant conseillé ces eaux en boisson, bains, douches, elle eut, au bout de neuf mois, François II, ensuite Charles IX et Henri III, qui ont tous régné successivement. En reconnaissance, elle faisait don, à chaque accouchement, de dix mille écus à son médecin, somme énorme à cette époque.

Corvisart envoya à Plombière l'impératrice Joséphine, mais ces eaux furent sans succès, parce qu'il était impossible de ranimer la vitalité d'un organe qui avait cessé ses fonctions.

Malheureusement les causes de la stérilité sont souvent aussi mystérieuses que la génération.

La débilité générale, qui est la suite de la masturbation ou de l'abus des plaisirs vénériens; les pertes
séminales involontaires, la gonorrhée chronique, le
relâchement des ligaments de la matrice, la leucor-
rhée, dépendant d'une vie sédentaire, sont dissipés ou
diminués par les eaux bienfaisantes de la fontaine de
la Herse. Ces eaux provoquent facilement les règles,
et les font ordinairement avancer de plusieurs jours,
ce qui s'explique tout naturellement par l'excitation
qu'elles impriment au système circulatoire. Aussi sont-
elles fort salutaires dans la chlorose (pâles couleurs),
dans l'aménorrhée et la disménorrhée, accompagnées
de langueurs, de bouffissure des chairs, de spasmes,
etc. ; dans les hémorrhagies de matrice dues à l'atonie
utérine. Mais la suppression des règles ou leur écou-
lement trop abondant, qui sont le produit d'une pléthore locale ou d'un excès de sensibilité de l'organe
utérin, excluent l'usage de ces eaux.

Ainsi les eaux de la Herse peuvent bien convenir
aux maladies des organes de la génération ci-après :

    Lencorrhée,
    Ménorrhagie atonique,
    Métrite chronique,

4

Chlorose,

Blénorrhée,

Débilité générale par masturbation,

Aménorrhée,

Disménorrhée.

MALADIES QUI PEUVENT SE DÉVELOPPER DANS TOUTES LES PARTIES DU CORPS.

Les affections rhumatismales chroniques, le lumbago sont des maladies si communes dans la province du Perche, qu'elles atteignent les trois quarts de la population. L'eau de la Herse appliquée à ces maladies par les procédés sudorifiques de l'hydrothérapie, pourrait très-bien convenir pour les combattre. Mais l'aménagement actuel des fontaines n'est pas propre aux tentatives de ce genre, et rien n'a été essayé.

On a trop souvent confondu la goutte avec le rhumatisme. Celui-ci est déterminé le plus ordinairement par une suppression de transpiration; tandis que l'autre, fille trop souvent de Vénus et de Bacchus, se développe communément à la suite des excès vénériens, l'abus des spiritueux, et par une nourriture plus succulente et plus copieuse que l'exigent les besoins du corps. Il est sûr qu'avec un aménagement suffisant, mais qui manque absolument, on rendrait aux goutteux des services considérables, toujours en s'adressant à l'hydrothérapie, comme il a été dit à l'occasion du rhumatisme ; ces succès paraissent constants à l'établissement de Graetenberg dirigé par V. Priessnitz.

MALADIES CHRONIQUES DE LA PEAU.

Il est généralement reconnu que, malgré les travaux des pathologistes modernes, les maladies de la peau sont très-difficiles à guérir. Aussi les malades atteints de ce genre d'affection abondent aux sources minérales. Les eaux de la Herse ne pourraient convenir que si les dartres reconnaissaient une origine scrofuleuse, et chez les lymphatiques. Les dartres ne guériront pas si le vice du tempérament n'est pas corrigé, et c'est à ce défaut qu'il faut toujours s'adresser, le traitement local n'étant que l'accessoire. L'eau de la Herse est capable d'opérer une réforme heureuse qui disposera à la guérison. Un des résultats assez

constants des eaux est d'augmenter temporairement
l'éruption; il ne faut pas s'en effrayer et considérer
le moyen comme mauvais, car on la voit peu de temps
après diminuer d'une manière remarquable. Mais
quand les maladies cutanées affectent des gens irrita-
bles, et qu'elles sont accompagnées d'une inflamma-
tion plus ou moins vive à la peau, il faut s'abstenir
de nos eaux minérales.

SCROFULES, RACHITIS.

Le but de tout traitement contre l'affection scrofuleuse étant de faire prédominer le système sanguin
sur le système lymphatique, on conçoit que les eaux
minérales ferrugineuses, à raison de leurs propriétés
toniques, excitantes, remplissent parfaitement cette
indication. Sous l'influence de ces eaux, on voit les
enfants scrofuleux prendre un teint plus animé, leurs
digestions se faire plus régulièrement, les forces s'ac-
croître; et leur ventre, s'il est gros, empâté, acquiert
de la souplesse et revient à son état normal; les plaies
et les trajets fistuleux qui succèdent à l'ouverture des
abcès, deviennent vermeils et prennent tous les caractères de plaies de bonne nature. Cependant il est rare

qu'employées seules, les eaux minérales guérissent les écrouelles.

« Je ne sais pas, dit Bordeu, par quelle fatalité je « n'ai vu que rarement des tumeurs et des glandes « que les eaux des Pyrénées aient complétement fon- « dues et resoutes. C'est là ce qu'une observation « exacte m'a fait découvrir. »

M. Gasc partage cette opinion. Sur 13 scrofuleux qu'il a traités, il en a vu guérir 1 seul, qui présen- tait un engorgement des ganglions du cou et une ophthalmie chronique. Pour augmenter la vertu des eaux minérales, Bordeu avait coutume de leur associer les frictions mercurielles sur les glandes engorgées et les ulcères. Plus heureux que Bordeu, nous avons l'iode et ses nombreux composés à opposer à cette redoutable et résistante affection.

Peuvent être traités par les eaux de la Herse :

Les engorgements scrofuleux,

Les engorgements des glandes sous-maxillaires,

Les affections scrofuleuses,

Les engorgements lymphatiques,

Les abcès, ulcères, trajets fistuleux de même nature, etc.

On sait que le rachitis porte son action sur le système osseux, en altère la structure, le ramollit et détermine un grand nombre de déformations soit de la colonne vertébrale, soit des membres. Les eaux ferrugineuses, en exerçant un effet tonique sur tout le corps, fortifient les membres et donnent à la charpente osseuse un développement et une dureté suffisants pour qu'elle puisse conserver sa force naturelle ou résister à toute difformité ultérieure.

Les détails dans lesquels nous entrons ont pour but de prouver que l'eau minérale de la Herse est un remède de valeur qui, prescrit à propos, constitue une ressource précieuse, dans beaucoup de maladies chroniques, où les moyens ordinaires sont impuissants; que leur emploi doit être dirigé d'après les règles générales de la thérapeutique, c'est-à-dire d'après les indications. Mais, pour se déterminer, le praticien doit avoir égard aux diverses circonstances de la maladie, à ses causes, à ses périodes, à ses complications et au tempérament du malade.

Le mode d'emploi de l'eau de la Herse est celui-ci : on doit choisir l'eau de la fontaine la plus chargée de pellicules irisées, comme plus médicamenteuse, à l'occasion de la plus grande quantité de fer qu'elle contient. L'eau est consommée en boisson seulement, aucun autre moyen existant de l'employer différemment. Elle est bue le matin, l'estomac vide ou presque vide, parce que l'absorption du remède se fait plus facilement. La distance à franchir de la ville à la source étant de trois kilomètres, on doit la franchir lentement, à pied, en voiture ou à âne, suivant la mesure des forces, et de manière à n'être pas en sueur à l'arrivée. La quantité d'eau à boire ne peut être limitée; elle varie suivant la capacité stomacale de chacun. L'eau est bue par verrées. Entre chaque verrée quelques tours de promenade feront du bien. Les verrées d'eau doivent être multipliées autant que possible; cependant, sans jamais exagérer la dose, et en évitant de lasser l'estomac. Chacun doit être juge de ses facultés à ce sujet. Ce serait d'une bonne pratique de continuer l'usage de l'eau dans la journée, par une provision quotidienne pour les besoins des repas. L'eau de la Herse, puisée trop à l'avance, elle laisse déposer son carbonate de fer et devient très-vîte de l'eau ordinaire. L'emploi de l'eau est d'un mois; c'est peu à l'occasion de maladies qui durent depuis plus ou moins longtemps, contre lesquelles ont été épuisées toutes les ressources de la pharmacie. Très-rarement il a été nécessaire de continuer au-delà de ce terme et de répéter l'année suivante, le succès n'ayant jamais fait défaut. Est-il vrai d'ajouter aussi que, pour ménager la réputation de la fontaine, on a pris la précaution d'écarter des eaux les malades qui étaient jugés à l'avance ne devoir évidemment recevoir aucun profit de ce remède.

Quelques fois, pour obéir à certaines indications, il a été ajouté à l'eau du bicarbonate de soude, du kirsch, du sucre, etc. Mais généralement pendant toute la durée des eaux, aucun autre médicament n'est administré, et les malades restent exclusivement sous leur influence. Le régime alimentaire est fortifiant.

Les malades vont à telle heure de la matinée qu'ils ne soient pas gênés par la fraîcheur de certains jours ou par l'excessive chaleur du mois de juillet.

C'est un mauvais procédé d'aller à la Herse en amateur, peu régulièrement et en faisant des intermittences plus ou moins nombreuses. L'usage doit être régulier et uniformément continué.

L'amélioration est sensible dès le second tiers du traitement. Les forces se développent, l'appétit est meilleur; il y a plus de coloration à la figure, de gaieté dans l'esprit. Les malades qu'il fallait transporter commencent à faire le voyage à pied; c'est alors que les nerfs se calment, que les gastralgies s'adoucissent, que certaines secrétions débilitantes chez les femmes diminuent d'abondance, etc.

Cet effet d'amélioration est d'autant plus remarquable qu'il se produit chez des malades qu'aucun autre secours pharmaceutique n'avait pu soulager, et qui, depuis longtemps, étaient voués à traîner leurs douleurs. A cette heureuse influence concourt aussi un certain ordre de circonstances; le malade change de médication, de manière de vivre, et se trouve tout-à-coup sous l'action réunie de plusieurs causes d'amélioration. Il a le bénéfice du voyage, des beaux jours, du soleil, de la chaleur, d'une expansion de la vie végétative; la distraction dans une société nouvelle et d'habitudes autres; enfin la contagion de l'espérance, qui gagne les malades à la vue et plus encore au récit des guérisons merveilleuses opérées sur les bords de ces sources bienfaisantes.

Pour qu'une source minérale attire un grand
nombre de malades, il ne suffit pas que son efficacité
médicinale soit constatée; il faut encore que les malades y trouvent toutes les aisances de la vie, des promenades agréables et des moyens de distraction qui,
en modifiant avantageusement le moral de celui qui
souffre, sont loin d'être sans influence pour la guérison. Grâce à la paix dont nous jouissons, la plupart
de nos établissements thermaux participent au mouvement général qui s'imprime de nos jours à toutes les
industries humaines. Ils présentent un aspect tout dif-
férent de ce qu'ils étaient au commencement de notre
siècle. Chaque année voit se multiplier les commodités
et les agréments près des sources les moins célèbres,
et nos principaux thermes offrent des constructions
aussi élégantes qu'utiles, et des ressources dans tous
les genres aux personnes qui viennent y rétablir leur
santé. Les eaux de la Herse, qui pouvaient être amé-
nagées avec une certaine coquetterie en 1770 par
Geoffroy, le grand maître des eaux et forêts de la généralité d'Alençon, n'ont pas été depuis arrangées
avec les ressources industrielles qui sont en progres-
sion dans notre époque. Rien n'est disposé pour bains,

douches. S'en servir en boisson est le seul mode d'emploi. Si les riches accessoires des autres thermes ne s'y trouvent pas, les malades, les convalescents sont toujours sûrs d'y rencontrer, sur une grande route bien entretenue, quoique trop escarpée, le bénéfice d'une promenade, d'un exercice utiles, au milieu d'une forêt d'une végétation luxuriante exhalant des torrents d'un oxygène vivifiant, et fournissant à l'œil artiste, à l'esprit poëte des sites variés d'une incomparable beauté.

Depuis quelques années, et maintenant encore, l'assistance publique est la question à l'ordre du jour, celle qui préoccupe les esprits les plus sérieux; et il n'est permis à personne de rester étranger à ce qui intéresse la santé publique, et à la recherche des moyens qui peuvent améliorer la classe pauvre dans son état de maladie. L'application de l'eau de la Herse à l'assistance de la classe indigente et peu fortunée est des plus faciles, l'eau n'étant point monopolisée par une compagnie, et l'administration forestière laissant à tous la jouissance des fontaines. Les eaux minérales ne sont point un remède de plaisir, comme beaucoup le prétendent, une médication de luxe, pour la seule commodité des riches. Les indigents ont un droit égal au soulagement de leurs souffrances et à l'utile ressource des eaux. Quoi qu'en disent les novateurs de nos jours, qui accusent la société actuelle d'égoïsme, cette classe intéressante de malades n'est point oubliée par l'art médical; et, à la Herse, le procédé si simple et libéral des eaux est toujours à la disposition de leurs besoins; et le médecin considérera comme une bonne fortune d'avoir à leur offrir cette ressource des eaux minérales.

Il n'est pas sans un certain avantage de connaître l'opinion de ceux qui ont écrit sur les eaux thermales ferrugineuses, et de savoir les bienfaits que le public peut en retirer.

Le docteur Patissier, qui a écrit très-savamment sur les eaux minérales de France, dit dans un rapport :

Pendant le règne de la doctrine de Broussais, les sources minérales ferrugineuses furent injustement délaissées comme un modificateur trop excitant des voies digestives. Aujourd'hui que la plupart des médecins sont revenus à des idées moins exclusives, qu'ils ont reconnu que les gastrites chroniques sont rares et les gastralgies très-fréquentes, ces sources commencent à être plus fréquentées et à reconquérir leur ancienne célébrité. On convient qu'elles sont une ressource utile, un agent salutaire dans les maladies lentes, où il faut relever le ton des organes et donner plus de plasticité au sang appauvri. Les rapports des médecins inspecteurs démontrent qu'elles sont un des plus puissants et des meilleurs moyens pour réparer les forces dans la débilité qui succède aux hémorrhagies, à la suite de graves maladies dans lesquelles le sang a été évacué jusqu'à l'excès, et chez les malades affaiblis par une nourriture trop peu substantielle, par des chagrins, par des flueurs blanches et des pertes séminales abondantes. Mais les propriétés thérapeutiques de ces eaux se montrent avec le plus d'éclat dans les névroses qui dépendent d'une faiblesse de la constitution, et surtout dans la chlorose, cette maladie qui a pour caractère principal un vice de l'hémaose, une diminution de la partie rouge du sang et de la fibrine.

Chaque année, dit Grimaldi, on voit arriver à Orezza un grand nombre de jeunes filles au teint pâle, à

à l'air triste et abattu, pour lesquelles le mouvement
est pénible, et dont la respiration s'accélère au moindre
exercice. Après quelques semaines de l'usage des
eaux, leurs joues prennent un teint fleuri; leurs chairs
ont acquis plus de consistance; leur caractère est gai;
elles n'évitent plus la société et les promenades.

M. Naudot, médecin inspecteur de Provins, pré-
conise les eaux ferrugineuses contre les palpitations
de cœur chez les enfants, ainsi que chez les personnes
anémiques et chlorotiques; palpitations qui en impo-
sent trop souvent pour des affections organiques du
cœur, et qui cèdent en quelques semaines à l'usage intérieur des eaux martiales.

Grimaldi exprime l'opinion que les fièvres intermittentes invétérées et tous les accidents qui sont la suite
de l'intoxication marécageuse trouvent presque toujours un soulagement notable et même la guérison
aux sources ferrugineuses. Les cultivateurs des pays
marécageux, soit qu'ils aient ou qu'ils n'aient pas été
atteints de fièvre intermittente, lorsqu'ils viennent ré-
clamer le rétablissement de leur santé aux eaux
d'Orezza, offrent à l'observateur un teint jaune ter-
reux; la tristesse et l'abattement sont aussi leur apa-

nage. La faiblesse musculaire, celle de l'estomac et du
tube intestinal, le défaut d'appétit, l'engorgement de
la rate et du foie, l'œdème des extrémités, souvent
une ascite commençante leur donnent à craindre une
fin prochaine. Or, tous les individus atteints de ces infirmités, après avoir passé quinze ou vingt jours à
Orezza, ont en partie recouvré la couleur de leur
teint, acquis de la force, gagné de l'appétit; la bouffissure des jambes et des autres parties du corps, ainsi
que les symptômes de l'hydropisie du ventre, ont
disparu, et l'engorgement de la rate et des autres viscères est en grande partie dissipée. Le succès des
eaux ferrugineuses, dans cette circonstance, porterait
à croire que l'altération du sang produite par l'intoxication marécageuse, a de l'analogie avec celle qu'on
observe chez les chlorotiques. M. Piorry a constaté
que, chez les individus atteints de fièvre intermittente
chronique, les éléments constitutifs du sang chan-
gent de nature; la sérosité augmente en rapport direct
de la diminution de la fibrine et du cruor; la constitution tend à devenir anémique, et le sang est hydroé-
mique. C'est dans ces cas que le sulfate quinnine, le
grand vainqueur de la fièvre, est souvent inefficace,

et que les eaux martiales réussissent en rendant au sang le cruor dont il est privé. Marc avait déjà signalé cette propriété antifébrifuge des substances ferrugineuses.

Un autre auteur dit : « Les sources chalybées ne se bornent pas à modifier le sang et à provoquer la tonicité des tissus; elles favorisent et activent encore les secrétions, particulièrement celle des urines; aussi sont elles employées avec avantage contre l'anasarque et l'ascite qui ne dépendent pas d'inflammations chroniques ni de lésions profondes des viscères. »

Un autre auteur explique ainsi son opinion :

« L'efficacité des eaux ferrugineuses a été aussi reconnue dans la dyspepsie et la gastralgie qui dépendent de l'atonie des voies digestives; elles sont au contraire funestes si ces maladies sont entretenues par une lésion squirrheuse ou cancéreuse de l'estomac, ce qui se trahit par la présence d'une tumeur dans la région épigastrique, l'aspect cachectique du malade, par les fréquents vomissements de matières alimentaires et par cette circonstance que le laitage et les choses adoucissantes sont mieux supportées que les toniques et les stimulants.

« Enfin les eaux ferrugineuses raniment les fonctions trop languissantes des organes génitaux, et remédient aux congestions passives dont ils sont le siége ; elles ramènent au type normal la qualité du sang menstruel, et dissipent parfois la stérilité, si toutefois cet état n'est pas dû à un vice. organique. Elles font disparaître les flueurs blanches et la lencorrhée. »

Ailleurs nous lisons :

« Elles provoquent la tonicité des tissus, sont astringentes ; sous leur influence l'appétit se réveille, les matières alvines se dessèchent, se durcissent et se teignent en noir ; le sang semble se condenser, et, à la longue, le pouls devient plus fort, acquiert plus de plénitude ; le teint se colore ; des crises ont lieu, le plus ordinairement par les urines. Ces eaux agissent comme remède altérant. »

Ailleurs encore se produit la même opinion sous une forme identique :

« Elles sont un agent salutaire dans les maladies lentes, où il faut relever le ton des organes affaiblis, et donner plus de plasticité au sang, qui a perdu sa consistance normale. Elles nuisent aux pléthoriques dans les maladies chroniques de la poitrine, et dans

les désorganisations commençantes des organes thora_
ciques. Elles sont utiles dans l'anorexie par faiblesse
d'estomac, les névroses par débilité, la chlorose, les
palpitations nerveuses chez les enfants et chez les personnes anémiques, la lencorrhée, la blennorrhée, les
pertes séminales involontaires, les fièvres intermittentes invétérées, les accidents consécutifs à l'empoi-
sonnement marécageux, les hémorrhagies et les hy-
dropysies passives. »

Malgré la valeur considérable des eaux ferrugineuses, il est à craindre qu'elles ne soient jamais aussi
suivies et recherchées que les eaux sulfureuses et al-
calines, qui sont chaudes alors que les premières sont
froides, ce qui empêche qu'on les utilise comme les
autres, en bains et douches, qui sont un besoin du
siècle. Pour les employer sous ces formes, il serait nécessaire d'élever leur température, en les chauffant à
l'aide de la vapeur qu'on distribuerait par le moyen
de tuyaux conducteurs en fer, qu'on ferait serpenter à
travers la masse du liquide minéral contenu dans une
caisse en bois ou en fer. Nous sommes persuadés que
cette caléfaction artificielle n'enlèverait pas à l'eau ses
principes ferrugineux, et que les bains ainsi préparés

seraient très-propres à fortifier, raffermir les tissus, et
seconderaient puissamment le pouvoir médicinal de
l'eau en boisson dans les maladies chroniques.

Le docteur Massé donne à ceux qui usent des eaux
des conseils qui ne sont point à dédaigner. Beaucoup
de personnes vont aux eaux par genre, par passe-
temps, par habitude La mode a pris certains établissements d'eaux thermales sous sa capricieuse protection; mais un certain nombre de personnes ne vont
aux eaux que par nécessité; ou bien elles ont cru
la chose nécessaire pour leur santé débilitée; ou
bien elles obéissent à l'ordonnance d'un médecin.
Dans aucun cas on ne doit se déterminer sans le con-
seil de l'expérience à aller prendre les eaux. Les eaux
minérales sont de différentes natures, de températures
variables. Quelle que soit leur nature ou leur température, elles constituent de véritables médicaments.
En physiologie, en médecine, plusieurs phénomènes
intéressants s'accomplissent : action, réaction, dériva-
tion, épuration, etc. Ils sont modifiés, animés, diminués par les médicaments, qu'ils sortent d'une officine
ou qu'ils aient été préparés dans le laboratoire de la
nature. Les eaux minérales sont de vrais médicaments;

seulement il faut savoir s'en servir. Il est impossible
qu'un homme se croie le droit de choisir telles ou telles
eaux, sans étude préalable, sans connaissance spéciale.
Par ignorance, il est aisé deprendre les eaux mal à propos; et alors, bien loin d'amener la guérison qu'on
leur demande, elles peuvent occasionner des inconvénients. Ce serait une faute de ne pas s'éclairer, dans
l'usage des eaux, des lumières d'un homme expéri-
menté. Il peut arriver encore que vous avez été con-
sulter un médecin; c'est après un sérieux examen,
c'est après avoir mûrement réfléchi que l'homme de
l'art vous a conseillé d'user de l'eau minérale. Il a pris
soin de vous indiquer comment l'eau vous serait plus
convenable. Mais, une fois rentré chez vous, au lieu
d'obéir à de sages prescriptions, vous discutez la chose
en famille, ou bien ave cdes indifférents, ou bien encore avec vous-même. Le médecin m'a conseillé les
eaux, dites-vous; voyons comment je pourrai les
prendre le plus commodément. Le docteur ennnuyé
de me soigner depuis plusieurs mois sans réussite et
sans succès, m'envoie aux eaux un peu pour moi,
davantage pour lui, car il est enchanté de se débar-
rasser de ma personne : cela vous changera d'air,

m'a-t-il dit. Eh bien! que j'aille ici ou là, évidemment le but sera rempli. Sans doute un médecin qui envoie aux eaux un malade depuis longtemps en traitement pour quelques maux invétérés, a le droit d'espérer que le changement d'air, les distractions de la route, ses péripéties auront une bonne influence sur le système nerveux d'un homme se débattant contre la douleur. Mais si le médecin ne voulait que de la distraction et du grand air, il se contenterait d'ordonner le séjour à la campagne, ou les agréables vicissitudes d'un voyage pittoresque. Mais il a ordonné les eaux, il faut aller les prendre; il a choisi ce qu'il croyait le plus convenable, il faut s'en rapporter à son choix. Il y a plus: arrivé au lieu désigné par la convenance de votre maladie, ne vous abandonnez point encore à vos suggestions, et ne négligez pas les renseignements du médecin qui a étudié l'endroit, car lui seul peut vous tracer une ligne de conduite, et c'est par cette seule manière d'agir que vous pouvez obtenir de l'eau minérale tout ce que vous avez le droit d'en retirer.

Quel sera le résultat de ce travail au point de vue de l'utilité qu'un auteur doit toujours se proposer? La fontaine de la Herse, ne nous abusons pas, n'est point destinée à une prompte et fructueuse faveur. Pour la mettre en crédit, il y a trop d'habitudes à changer, de préjugés à surmonter. Aller proposer à certaines personnes de quitter leur lit avant sept ou huit heures du matin en été, de renoncer à la société du soir, à la causerie, quelque minime qu'en soit l'importance, à la partie de cartes ; recommander des eaux qui ne s'achètent point et ne coûtent rien, dont le pauvre peut user à l'égal du riche dans un lieu trop connu et que le prestige de la mode n'entoure pas encore, n'est point une tâche aisée et sur le succès de laquelle il faille beaucoup compter. Trop espérer serait donc d'un esprit jeune et qui n'a pas l'appréciation des hommes et des choses ; trop se défier serait fermer les yeux à la lumière, et ne pas distinguer que le progrès, à notre époque, est partout ; que chaque jour nous ajoutons à l'œuvre de nos pères ; et nos enfants feront mieux que nous. Le jalon ici posé servira pour une époque ultérieure entre les mains de qui saura se l'approprier.

FIN

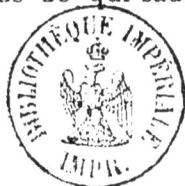

46